Davi Crispin Jr

Qui a tué qui?

Davi Crispin Jr

Qui a tué qui?

La nuit de la mort

Éditions Muse

Imprint

Cover image: www.ingimage.com

Publisher:
Éditions Muse
is a trademark of
Dodo Books Indian Ocean Ltd., member of the OmniScriptum S.R.L Publishing group
str. A.Russo 15, of. 61, Chisinau-2068, Republic of Moldova Europe
Printed at: see last page
ISBN: 978-620-3-86693-3

Qui a tué qui ?

La nuit de la mort

Ngandu Francisco Crispin

Alias

Davi Crispin jr.

Toute ma reconnaissance au bon Dieu pour cette opportunité qu'il accorde de partager cette histoire avec vous.

Il est la source de mon inspiration et le maître de mon souffle.

Je dirai merci à ma belle et charmante fiancée pour sa présence, son soutien et son amour.

Je suis béni de l'avoir à mes côtés, merci Grace Merveille.

“La vie est la voie de la mort,
la mort est la voie de la vie.”

Proverbes chinois

5

La nuit et la mort

- Allô mon amour, veux-tu dîner dehors ?
- C'était Devis : entrepreneur de succès, charismatique et surtout un fidèle chrétien.
- De l'autre bout de la ligne se trouvait Ana *épouse et mère de des enfants de Devis.*
- *Oui mon cœur, il me faut juste 2 heures.*
- 2 heures ?!
- *Oui ! 2 heures, je dois me préparer et ensuite je dépose les enfants chez tes parents.*
- D'accord, je serais devant le restaurant...

Un silence s'installe

Tout était prêt pour une soirée exceptionnelle en couple.

Au son de la pluie et de Marizu -I Know, Ana se préparait pour sa soirée en amoureux.

De son côté Devis attendais sa charmante femme devant le restaurant ‘‘Amore Mio’’ -*un restaurant qui existe uniquement dans mon imaginaire-*

- *Hey, Devis ?!*
- Oui c’est bien moi.
- *C’est Jessica... qu’est-ce que t’es beaux.*

Jessica est une Psychologue formée à Strasbourg.

Passionnée par la connaissance elle fait de conférence pour aider les hommes à mieux vivre avec les femmes.

Avant que j'oublie, Jessica est l'ex-fiancée de Devis.

Ils avaient une histoire d'amour presque parfaite.

Jessica fait partie de ces personnes ouvertes à toutes les religions et divinités sans pour autant avoir un engagement sérieux avec une en particulier.

Devis à son tour, fils de pasteur, connu le Seigneur depuis son bas âge, à ses 12 ans il commença à servir le Seigneur dans la chorale de l'église, talentueux il devient « *la star* » du groupe.

Dans un voyage missionnaire il connut Jessica, une jeune-fille belle et d'une taille capable de rendre fou n'importe quel homme.

Les choses sont arrivées telle qui suit :

Après un culte, la mère de Jessica -*une diaconesse conservatrice*- invita le père de Devis à un moment de convivialité chez elle.

Elle voyait en Devis un candidat potentiel au poste de gendre. Lydie -*mère de Jessica*- avait réussi son coût, Devis et Jessica passèrent toute la soirée ensemble, parlant de leurs passions et surtout du Seigneur.

Devis avait la lourde responsabilité d'expliquer à Jessica que sa foi et son amour pour Dieu étaient loin d'être un fruit de la religion.

De ce côté Jessica essayait de faire comprendre au jeune musicien qu'un grand monde ne peut pas dépendre d'un seul dieu.

Deux mois après ils formaient déjà un couple. Cependant, leurs différences semblaient jouées contre le destin brillant qui se présenté au couple.

Devis était sûr de lui et Jessica fière d'avoir trouvé un homme formidable.

Ma mère m'a appris que le mariage va au-delà de l'union entre deux personnes, c'est une union entre deux familles.

Jessica n'était pas la belle-fille que Pauline *-mère de Devis-* avait imaginé.

Le coût de pression de Pauline poussa Devis à réfléchir sur son choix.

Contre la volonté de sa mère il décida, *après un an,* de demander la main de Jessica en mariage.

Pauline décida que le bien-être de son fils devait passer avant tout. Prête à accepter Jessica dans la famille, elle l'invita à faire partie des réunions de femmes.

Cependant, le manque d'engagement de Jessica suffit pour que Pauline se retentisse.

Jessica était une femme incroyable en même temps qu'elle n'était pas prête à vivre Jésus, le christianisme n'était qu'une religion de plus et un conte de fée.

Après une longue discussion avec sa mère, Devis décida de rompre avec Jessica.

‘‘Mon Dieu vient avant tout, et si tu n’es pas prête à vivre ce que je vis, je pense qu’il est temps d’arrêter notre histoire.’’

C’est ainsi que Devis mettait un point final à leur histoire d’amour.

Le temps passa et Devis épousa Ana.

Jessica n’a jamais pu surmonter cette perte. Elle opta pour travailler sans cesse.

Travailler pour oublier sa douleur.

Revenons à notre nuit de la mort.

- Jessica ?
- *Qu’est-ce que tu fais ici ?*

- J'attends mon épouse, nous allons dîner ensemble.

La conversation semblait sans fin. En même temps que Devis voulait éviter une rencontre entre Ana et Jessica, la jeune femme semblait vouloir rester et profiter de la compagnie de son ex.

- Merci Seigneur…

C'était Devis après avoir dit au revoir à Jessica.

Une demi-heure plus tard, la femme que Devis attendait été enfon devant ses yeux.

- Uau ! formidable, mon amour t'est la femme la plus belle du monde. Allons-y…
- *Merci mon cœur*

Répondu Ana à son mari.

C'était le début de ce qui semblait être une nuit idéale pour vivre l'amour.

Le restaurant Italien c'était le préféré d'Ana. En même temps qu'elle dégusté son plat, ses yeux remplis de reconnaissance disait merci.

Après avoir mangé, Devis demanda à son épouse.

- Mon amour, veux-tu profiter du reste de la soirée ?
- *Profiter ? comment ?*
- J'ai réservé une chambre dans un hôtel formidable. Toi et moi sans les enfants.

L'idée semblait plaire à Ana qui était loin de savoir qu'elle vivait les dernières heures de sa vie.

- Allons-y…
- *Oui mon cœur. Merci d'être là pour moi.*

Une fois arrivé à l'hôtel, Devis laissa Ana attendre un moment pendant qu'il récupéré les clefs de la chambre.

Le réceptionniste de l'hôtel s'appelait Jean-Marc, un homme dont la vie n'a jamais été facile.

Jean-Marc perdu ses parents à l'âge de 4 ans. Sa grand-mère était tout ce qu'il avait.

Après l'obtention de son BAC, Jean rêvait d'aller à l'université.

Le jour où il recevait la nouvelle qu'il attendait depuis des semaines – *son admission dans l'université qu'il voulait*- il recevait la nouvelle de la mort de sa grand-mère.

En un court temps le jeune-homme remplis de rêve est devenu une âme perdue.

Je pourrais résumer l'histoire de Jean-Marc en une phrase, de fac à la drogue.

Les drogues menèrent au monde du crime.

En trois ans le rêveur était devenu un criminel, qui finit en prisons.

Après la prison il réussit à réorganiser sa vie. Il était ci content d'avoir trouvé un emploi, de plus son employeur semblait apprécier sa capacité à surmonter les problèmes et difficultés de la vie.

- *Bonjour monsieur*
- Bonjour, je m'appelle Devis et j'ai une réservation pour ce soir.
- *Un instant... voilà pour vous. Excellente soirée.*
- Merci.
- *C'est votre femme derrière.*
- Oui, c'est la mère de mes enfants.
- *En tout cas profitez bien de chaque instant avec elle.*
- J'ai pris note. Bonne soirée.

Il était 11 heures lorsque le couple alla dans la chambre. Le lendemain le téléphone de Devis n'arrêté pas de sonner. Il était midi lorsque la femme de ménage remarqua que le téléphone de la chambre à côté sonnait sans cesse.

Elle s'avança vers la porte et le silence au tour du portable semblait sonné plus fort que le IPhone 12. Aucun mouvement et aucune réponse.

- Jean-Marc je pense qu'il y a un problème dans la chambre de monsieur Devis.

C'était la femme de ménage au téléphone.

J'arrive tout de suite... répondit Jean-Marc.

Une dizaine de minutes après, le scénario commença à changer, l'inquiétude était de plus en plus présente.

Jean-Marc décida d'ouvrir la porte avec le double des clés.

- *Mon Dieu ! Mon Dieu ! je ne crois pas à ce que je vois, appelle la police.*

Terrifiée par ce qu'elle venait de voir, la femme de ménage parlait ainsi à Jean-Marc qui semblait plus perdu qu'elle.

Devis et Ana étaient tous les deux morts. L'homme était allongé dans la salle de bain, les traces de la balle qui le tua indiquait comment avait perdu la vie.

Ana était allongée sur le lit, morte à cout de poignée comme tout indiquait.

La police arriva et les inspecteurs commencèrent à travailler. Je ne peux pas oublier de dire que Devis fut trouvé avec un couteau entre les mains et Ana dormait à côté de l'arme qu'à servi à tuer son mari.

Les policiers savaient que c'était une affaire particulière, et tout le monde se posait la même question, qui a tué qui ?

Après quelques semaines d'investigations, les inspecteurs ont pu trouver les empreintes de Devis sur le couteau, de même que les empreintes d'Ana furent trouvées sur le révolver qui tua son époux.

Les camera de sécurité ne semblait rien enregistré, par miracle ou sabotage -*c'était à la police de le prouver*- aucune image de l'hôtel ou du couloir de la chambre était disponible.

Les théories.

Les enquêteurs savaient que c'était un cas particulier. Un couple retrouvé mort dans la même chambre, si près et si loin l'un de l'autre.

La ville et le pays été saisi par la nouvelle qui faisait la une dans tous les journaux du pays.

L'enquête mystérieuse comme certains l'appelait gagna un autre nom qui retenti plus fort que le rougir d'un jeune lion.

La question des enquêteurs, journaliste et surtout des membres de famille était ‘‘ qui a tué qui ?’’

Ainsi les inspecteurs avaient une ligne d’investigation qui semblait logique.

Ana est morte par plusieurs coûts violent effectués par un couteau, Devis lui est mort par une balle précise qui traversa son crâne.

La porte de la chambre était soigneusement fermée et les caméras de sécurité n’avaient rien signalé d’étrange.

Les inspecteurs jugeaient que Devis avait poignarder sa femme, la croyant morte il alla dans la salle de bain pour enlever les traces de son sang.

Comme par miracle Ana se releva et avec un revolver elle tua son époux. Les blessures provoquées par le couteau furent létales et Ana rendu l'âme juste après avoir assassiné le père de ses enfants.

Cette piste semblait illogique pour les proches du couple. Certains disaient que même dans le pire cauchemar d'Ana, Devis ne lui ferai pas du mal.

Après avoir analyser les portables du couple, les enquêteurs découvrirent un échange de message entre Devis et une jeune femme appelé Jessica.

Dans les messages, la jeune femme revivait son passé avec celui qu'elle a toujours considéré l'homme de sa vie.

Devis laisse clair qu'il était heureux et qu'il souhaité à Jessica de trouver le vrai amour comme c'était son cas.

Les messages révèlent que Jessica était prête à tout pour revoir Devis. Ce dernier marqua un rendez-vous avec dans le but de se débarrasser de son ex.

Les inspecteurs jugeaient que ces messages pourraient être à la source d'une dispute qui finit dans un désastre en amoureux.

Ana aurait vu les messages et une dispute s'éclata entre les deux.

Comme pour la première piste présentée par la police, les proches et intimes du couple jugèrent que cette piste était absurde.

« Ana était une femme mature, elle savait que son mari l'aimait. » disaient quelques-uns.

« Elle n'était pas de ces femmes jalouses… » rajoutait d'autres.

Cependant, les inspecteurs étaient sur une piste et ils allaient y rester jusqu'à ce qu'une autre se présente.

Deux semaines après la mise-en-terre du couple, Jessica devrait comparaitre dans le bureau de l'inspecteur général.

Elle était attendu par une équipe de journaliste qui courrait derrière l'information.

Jessica avait l'air d'être en choc.

- *J'ai perdu la personne la plus importante de ma vie.*

- Mes condoléances madame... Où étiez-vous vous le soir du crime ?
- *J'étais à la maison... je venais de croiser Devis et après une dizaine de minutes de conversation, la pluie m'obligeait à rentrer chez moi.*

L'inspecteur conduisait la conversation de façon à comprendre combien Jessica était impliquée dans cette affaire.

Il remarqua par cet échange que la jeune femme était sous-choc. Elle venait de perdre un être cher, en même temps Jessica avait l'air terrifiée.

L'inspecteur était sûr d'une chose, Jessica savait beaucoup plus que ce qu'elle racontait.

Les résultats du laboratoire affirmés catégoriquement que les empreintes trouvées dans le revolver étaient celles d'Ana, et pour le malheur de la famille, les empreintes trouvées dans le couteau étaient bien celles de Devis.

Qui a tué qui ?

Certains journaux travaillaient avec une troisième piste, celle qui inclut une troisième personne dans le lieu du crime.

Une troisième personne s'est invitée dans la chambre du couple et cessa la vie de Devis et Ana, et comme les morts ne peuvent pas se défendre il inculpa le couple d'un meurtre atroce qu'il commit à sang froid.

Jessica ne pouvait être comptée parmi les e suspects car son alibi fut confirmé.

La jeune femme était bien chez elle au moment du crime.

Lorsque tout semblait difficile à comprendre, les résultats de l'autopsie révélait que Devis était morte trente minutes avant Ana.

De quoi rendre le travailler de inspecteurs plus difficiles. En même temps ce résultat venait confirmer la troisième piste présentée par les médias.

Comme quoi la police n'est pas toujours sur la bonne voie.

Avec la confirmation que Devis rendu l'âme trente minutes plus tôt qu'Ana, les inspecteurs savaient maintenant qu'il serait impossible qu'il soit le responsable de la mort de son épouse.

La presse allait au délire, les journaux et réseaux sociaux saturés par une seule information.

Tout le monde était capable de dire que Devis n'a pas tué Ana, cependant, comment prouver qu'Ana n'a pas assassiné son époux.

Une petite pause, permettez-moi de m'adresser à vous cher lecteur sage, car je sais que vous vous dites *« c'est simple, Ana tua son époux et ensuite elle s'est suicidée… »*

J'ai moi-même pensé à cette possibilité. Cependant, comment expliquer le déplacement du couteau qui mit fin à la vie d'Ana.

Comment expliquer le déplacement d'une personne morte ?

Nous sommes tous d'accord, une troisième personne était dans cette chambre, mais qui ?

Voici les deux questions qui faisait la une de tous les journaux :

Ana a-t-elle tué Devis ?

Qui a tué Ana ?

Les inspecteurs travaillaient nuit et jour sans repos pour solutionner ce cas.

Tout le monde avait besoin d'une réponse.

La justice ne peut exister que par la révélation de la vérité.

Qui a tué qui ?

Un nouveau suspect

Après trois mois d'enquête les inspecteurs n'avaient toujours pas de réponse à donner aux proches et à la famille de Devis et Ana.

Inspectrice Be -*qui travailler dans le cas de Devis et Ana*- avait perdu ses parents il y a cinq ans.

Elle avait pour habitude d'aller au cimetière pour rendre visite à ses parents.

Une séparation douloureuse.

Elle qui vient d'une famille pauvre et condamnée à la médiocrité, vus ses parents travailler dire pour payer ses études et formations.

Après qu'elle devint inspectrice Be prenait soin de ses parents avec beaucoup de reconnaissance.

Cependant, un dimanche matin l'inspectrice allaient connaître la plus grande de douleur.

Alors que ses parents étaient à l'église, un jeune homme de dix-sept ans se faisait courser par la police. Il entra à l'église avec son revolver.

Le prêtre le pria de se calmer et de poser son arme par terre. Le jeune homme désespéré prit une mère pour otage.

Vous devez imaginer que c'était la mère de l'inspectrice Be.

Dans ce moment de désespoir le père de Be, un homme religieux et disciple des enseignements de

Jésus, décida de réagir pour sauver son épouse.

Une catastrophe arriva. Le jeune tira sur le père et la mère de Be, ensuite il se suicida.

L'inspectrice n'a jamais oublié ce sanglant dimanche.

Elle avait pour habitude d'aller au cimetière où reposait les restes mortels de ses parents.

C'était pour elle un moment de retrouvaille, une rencontre de dimanche après la messe.

Alors qu'elle profitait de la présence de ses parents qu'elle jugeait forte, l'inspectrice ne put s'empêcher de remarquer une scène anormale.

Elle aperçut un homme devant la tombe d'Ana.

C'était le même homme qu'elle avait vu à l'hôtel, c'était Jean-Marc.

L'homme avait un semblant triste et complètement détruit.

Sans dire un mot, Be l'observa à distance et décida de le suivre.

Quelques jours après, la police était derrière Jean-Marc et surveillait chaque pas de celui qui venait entrer dans la liste de suspects.

Jean-Marc allait au cimetière deux fois par semaine. Un rituel qui voulait beaucoup dire pour les inspecteurs.

Un mois après, Jean reçu une convocation à comparaître au bureau de l'inspecteur général.

Il répondit à la convocation sans hésitation.

Après une heure d'échange, les inspecteurs savaient à présent que Jean-Marc était l'ex d'Ana et que comme Jessica il rêve de revivre son histoire d'amour raté.

Pour les inspecteurs, être l'ex d'Ana ne faisait pas de Jean un suspect. En même temps il avait accès aux doubles de clés de l'hôtel, ce qui lui permettrai d'accéder à la chambre du couple et d'assassiner Devis et Ana.

De plus, les caméras de sécurité n'ont rien révélé, ce qui pourrait être causé par un sabotage de la part de Jean.

Le suspect affirmait sans aucune hésitation qu'il n'avait pas tué Devis et Ana.

Les inspecteurs savaient que Jean-Marc avait toutes les conditions réunies pour mettre fin à la vie de Devis et Ana.

Cependant, sans preuve ils ne pouvaient pas officialiser son arrestation.

Jean-Marc était prié de ne pas quitter la Ville.

Les médias commencé à parler d'une histoire d'amour et vengeance.

Jean aurait tué Ana et Devis par jalousie et amour.

Il était jaloux de Devis et de son histoire d'amour. En même temps il était amoureux d'Ana et l'imaginer au lit avec quelqu'un d'autre le rendait fou.

Une histoire invité par la presse qui semblait prendre le contrôle du pays.

Les inspecteurs ne pouvaient pas confirmer l'histoire. Mais cela n'empêchait pas le média de la raconter.

Cinq mois se sont écoulé et les inspecteurs n'avaient pas réussi à solutionner le cas.

Be était persuadée que Jean-Marc avait tué Devis et Ana.

Elle se lança dans une chasse dangereuse, nuit et jour, sans repos et sans sommeil.

Le passé de Jean était son plus grand ennemi.

Certaines personnes disaient qu'il avait complètement changé.

En même temps d'autres disaient que c'était un criminel et qu'à la première opportunité il réveillerai le démon qui sommeille en lui.

Be n'abandonna pas ses recherches. Après trois semaines de chasse elle n'avait aucune preuve ou indice qui lié Jean à la mort de Devis et Ana.

Comme une lionne qui part à la chasse, elle était sûre de rentrer avec un gros butin.

Avait-elle raison ?

Deux nouvelles pistes

L'inspectrice Be s'obstinait à prouver que Jean était l'homme que le monde entier voulait voir derrière les barreaux.

Elle réussit à convaincre l'inspecteur général à faire venir Jean-Marc dans son bureau.

Comme pour les autres fois Jean avait l'air zen, cependant, en enlevant sa veste il fut tombé ses clés.

Le vieux porteclé avait une photo de la belle Ana.

- Depuis quand avez-vous ce porteclé ?
- *Ça fait cinq ans.*

- Intéressant.

La photo qui apparait dans le porteclé de Jean daté de deux ans.

Les inspecteurs savaient à présent que Jean à suivait les pas d'Ana sur les réseaux sociaux.

L'homme semblait ne pas perdre son calme et expliquait délicatement comment il avait réussi à trouver le compte Instagram d'Ana.

Les inspecteurs ne pouvaient pas affirmer que Jean avait tué Devis et Ana, en même temps ils ne pouvaient pas se permettre d'écarter cette possibilité.

Jean était sous surveillance nuit et jour.

Une autre piste faisait son apparition.

Le soir du crime Ana et Devis portaient tous les deux leurs bagues de mariage.

Cependant, le matin où leurs corps furent retrouvés sans vie, les deux bagues avaient disparu.

Or et diamant, de quoi tenter n'importe qui.

Les bagues furent retrouvées chez un bijoutier. L'homme disait les avoir achetés à un client.

- *J'ai un client potentiel et il m'a proposé d'acheter les bagues. Il disait que c'était à ses parents et par besoin financier il était contré de les vendre.*

Les caméras de sécurité révélèrent que l'homme dont le bijoutier parlait été Henrique le meilleur ami de Devis.

Sa femme dit à la police qu'Henrique prit ses affaires et parti sans rien dire.

Les inspecteurs semblaient soulagés, car à présent ils savaient qu'Henrique était l'homme qu'ils recherchaient.

La nouvelle avait booster les inspecteurs qui travaillaient sans arrêt pour résoudre ce cas.

Les inspecteurs ont lancé un avis de recherche et espèreraient capturer Henrique le plus tôt possible.

Alors que tout le monde travaillait sur la piste d'Henrique, l’inspectrice Be s’obstinait à aller jusqu’au bout de ses forces pour prouver que jean avait tué Devis et Ana.

Elle décida alors d’entrer chez Jean sans une permission judiciaire.

Le silence de la maison semblait crier et dire à Be que quelque chose se cachait.

La maison était soigneusement rangée. Chaque chose à sa place.

Les escaliers menés vers les chambres. Be savait que c’était son opportunité de trouver un indice qui lierai Jean à la mort de Devis et Ana.

A sa surprise toutes les chambres étaient complètement vides.

Be pris son portable et appela une amie.

- Allô ! c'est moi Be, ne demande rien… va à l'hôtel et vérifie si Jean est aller travailler.
- *Mais pourquoi ?*
- Ne demande rien, obéit.
- *D'accord.*

Une vingtaine de minutes après le portable de Be affichait un appel entra. C'était l'inspectrice Grace, *son amie et collègue,* qui confirmait la présence de Jean à l'hôtel.

Comment expliquer que sa chambre soit vide, alors qu'il est censé habiter la maison ?

L'inspectrice commencé à se dire qu'elle avait bien fait de pas avoir oublié cette piste.

Elle décida alors d'attendre Jean à la sortie du travail.

Comme une lionne qui suit sa proie elle s'avancer lentement derrière lui.

Le GPS de Be indiquait à l'inspectrice que le chemin fait par Jean ne correspondait pas à celui qui menait à la maison qu'elle avait visité cinq heures avant.

L'inspectrice était à quelque kilomètres de la découverte qui allait changer complètement la suite de l'enquête.

Après avoir garé sa voiture, Jean se dirigea vers la maison et ouvrit la porte qui se ferma derrière lui.

L'inspectrice décida de passer la nuit devant la maison où logé Jean.

Le matin, la porte s'ouvrit à nouveau et Jean sortait très bien habiller.

Comment expliquer cela ?

Be décida de monter une équipe de trois personnes qui surveillait Jean nuit et jour.

Après trois semaines l'inspectrice avait la confirmation que Jean habitait bien sur la deuxième adresse postale.

Alors qu'Henrique était toujours porté disparu, Be semblait plus proche de découvrir l'assassin de Devis et Ana.

Henrique ou Jean-Marc, qui a tué Devis et Ana ?

Ami et frère

Une équipe de police était mobilisée et les recherches contenaient à se faire. Où se caches Henrique ?

Le meilleur ami de Devis était *pour les policiers le* seul à pouvoir dire à police ce qui s'est réellement passé le soir du meurtre.

Henrique et Devis étaient amis depuis l'université.

Les deux jeunes hommes étaient passionnés par la connaissance. Devis, fils de pasteur et enseignant de la jeunesse.

Henrique un jeune homme orphelin de père et mère, seul dans

le monde. Il réussit à faire de sa souffrance une source de force et motivation.

Devis prêcha la bonne nouvelle à Henrique, qui donna sa vie à Jésus et devint membre de la famille de Dieu.

La relation de deux jeunes était de plus en plus forte et solide.

Henrique et Devis partait souvent en vacances et profitaient de chaque nouvelle destination.

Dans un voyage au Brésil, Devis fut abordé par de criminels et dans un acte de colère Devis se jeta sur les criminels qui portaient tous des armes.

Henrique sortit de la voiture et défendu son ami comme il le pouvait. Résultat, les deux jeunes se retrouvèrent à l'hôpital blessés par balle.

Les deux amis étaient si proches que les parents de Devis appelé Henrique fils. Plus qu'une appellation, la place de fils été donné à Henrique.

Les années passèrent et les deux amis continuaient fidèle à leur engagement, une amitié qui se révélait une famille dans les moments difficiles.

Comment expliquer qu'Henrique soit celui qui vend les bagues du couple brutalement assassiné à un bijoutier.

Quelques-uns disaient que c'était inimaginable voire impossible que le meilleur ami de Devis soit le responsable de sa mort.

Cependant, une majorité de personnes expérimentées disaient ‘‘*celui qui ne doit rien, ne craint rien, pourquoi fuir ?*’’

Par une lettre laissée avant son départ, Henrique affirmait qu’il n’avait pas fait du mal à Devis.

Le document révèle aussi que les bagues du couple ont été envoyé à Henrique dans une enveloppé celée qui disait ‘‘**cadeau**’’

Les inspecteurs étaient loin de croire à la véracité de ce qui était écrit.

Si la version d’Henrique venait à être confirmée, pourquoi a-t-il vendu les bagues ?

Conscient de la situation difficile que les proches et familiales de Devis et Ana traversaient,

Henrique n'avait qu'une chose à faire, aller à la police et présenter les bagues.

Le meilleur ami est-il innocent ?

Le frère a-t-il assassiné son Abel ?

Le doute semblait visiter chaque inspecteur, journaliste et même au sein de la famille la division était de plus en plus présente.

Un jour après la découverte de la lettre laissait par Henrique, les inspecteurs ont obtenus ses relevés bancaires.

Pour la surprise de tous, Henrique avait reçu un virement de Devis deux jours après sa mort.

Comment expliquer cette opération.

Les choses semblaient plus claires qu'au paravent.

Les médias avaient oublié Jean-Marc et plus personne ne parlait de l'histoire de l'amour et vengeance.

Le centre des attentions était Henrique, l'histoire qui faisait la une de journaux c'était celle de l'ami devenu frère et ensuite meurtrier.

De son côté l'inspectrice Be était convaincue que jean était le meurtrier.

Cependant, les indices et les éléments en possession de la police criaient au nom d'Henrique.

Un vendredi matin, le bureau de l'inspecteur allait être secouer par une très bonne nouvelle. Alors que tout le monde était à fond au travail, le téléphone sonnait sans arrêt.

- Allô ! Cabinet de l'inspecteur général.
- *Oui bonjour, j'ai une information importante.*
- Qui parle s'il vous plaît ?
- *Je viens de voir un homme qui ressemble à celui qui vous recherché, Henrique, voici l'adresse…*

Il a fallu dix minutes aux policiers pour établir un plan d'action avant d'aller à la chasse.

L'équipe savait que c'était une opportunité unique, car la prison d'Henrique était un pas large et signifiant pour la résolution du cas.

Chacun à sa place, tous en alerte.

L'adresse donné par le témoin anonyme semblait s'éloigner de plus en plus des inspecteurs.

A l'arrivé, la concentration et la colère étaient aux contrôles des hommes de la loi.

Plusieurs de ceux qui était présent ce jour -là avaient une histoire triste à raconter.

La justice était plus qu'une valeur pour ses hommes, c'était une philosophie.

L'opération devait se faire à une vitesse impossible de permettre à Henrique de réagir.

Pour la déception des inspecteurs après ce temps de déplacement, ce plan monté en urgence, la maison était vide.

Cependant, les inspecteurs n'allaient pas retourner les mains vides, plusieurs éléments confirmé le passage d'Henrique dans la résidence.

Une autre lettre avait été laissée par Henrique, c'était comme une demande d'aide.

L'homme affirmait qui était innocent et que les bagues avaient étaient envoyé par quelqu'un d'autre dont il ignorait l'identité.

Il demandé à la police de prendre soin de son épouse, car il jugeait qu'elle était en danger.

‘‘ l'homme derrière le meutre de Devis peut essayer de me tuer. Mais je suis loin, alors il s'en prendra à ma femme, elle citoyenne française et payer ses

impôts, ne lui refusait pas ses droits...''

Certains inspecteurs commencés à croire qu'Henrique était innocent et que quelqu'un d'autre essayé de lui faire porter le chapeau.

En même temps, d'autres disaient qu'il craignait une vengeance de membres de la famille de Devis et Ana. Il trouva alors un moyen de protéger son épouse.

Et si Henrique disait vrai et que le meurtrier été libre dans la savane en train de faire d'autres victimes ?

Comment croire à un fugitif de la police ?

Les inspecteurs savaient que le seul moyen d'obtenir de réponses à leurs questions était d'arrêter Henrique.

Une semaine après cette première capture ratée, les inspecteurs retrouvèrent Henrique à Saint-Louis. L'homme essayait d'entrer en Suisse avec l'aide d'un ami alsacien.

L'homme fut conduit au bureau de l'inspecteur général qui l'interrogea pendant une quarantaine de minutes.

Henrique resta en détention accusé du meurtre de Devis et Ana.

La mère de Devis qui avait accès à ses comptes bancaires confirma à la police que le virement reçu par Henrique provenait bien de Devis.

Devis avait effectué le virement cinq heure avant de perdre la vie et cela parce qu'Henrique passait par un moment financier difficile.

Au passage Henrique affirma aux inspecteurs qu'il vendu les bagues dans un acte de désespoir.

Il avait besoin de cet argent pour liquider certaines dettes.

‘‘ Je suis un monstre, à cause d'orgueil et de l'amour à l'argent j'ai trahi la mémoire de mon frère’’

Henrique semblait dire la vérité, cependant, les indices et preuves était contre lui.

L'ami est devenu frère et fini meurtrier.

Le premier meurtrier

La prison d'Henrique était une victoire pour les inspecteurs, néanmoins pour la plus part.

Be n'était pas convaincue qu'Henrique fût le coupable.

Pout une deuxième fois elle décida d'entrer chez Jean-Marc sans aucune autorisation juridique.

Jean était au travail lorsque Be entra chez lui. Cette fois-ci elle était sur la bonne adresse.

Tout semblait normal jusqu'au moment où l'inspectrice entra dans une pièce de la maison qui avait beaucoup à cacher.

Les photos de Devis et Ana était partout dans la pièce.

C'était comme un Kanban de la mort.

L'inspectrice n'avait plus de doute, Jean était impliqué dans l'assassinat de Devis et Ana.

La question qu'elle se posait était ; a-t-il agit seul ?

Henrique pourriez bien être le complice de Jean.

Encore un peu de marche et l'inspectrice était face à un arsenal de guerre.

Il était temps d'agir. Elle appela le central et plusieurs véhicules se déplacèrent jusqu'à l'adresse qu'elle avait indiqué.

Une autre équipe *conduit par l'inspectrice Grace* se dirigé vers l'hôtel pour arrêter Jean-Marc.

Opération réussie avec efficacité et efficience.

Jean fit arrêter et inculpé du meurtre de Devis et Ana.

Prêt à collaborer avec la police, il avoue son crime.

Cependant il affirmait avec fermeté

''J'ai tué Devis dans un moment de colère et jalousie, mais je n'ai pas tué Ana.''

Pour le bonheur d'Henrique et de la famille de Devis, le frère et ami était innocent.

Jean avoua avoir envoyé les bagues de Devis et Ana à Henrique.

C'était un moyen de le faire souffrir, disait Jean.

L'inspectrice Be était fière de son travail. Elle avait honoré sa parole. Soulagée, elle pleura devant la tombe de ses parents, car elle avait donné aux parents de Devis ce qu'elle n'a jamais eu– *avec la mort de ses parents* – **justice**.

L'ange et le démon

Les inspecteurs avaient réussi un grand coût. Certains médias parlaient de l'importance de Be dans la résolution du cas, d'autres se limitaient à dire que la police avait résolu le cas.

Inculpé du meurtre de Devis et Ana, Jean-Marc savait que collaborer était le seul moyen de réduire sa lourde peine.

Le temps passait et l’homme au semblant triste insistait “je n’ai pas tué Ana’’

Difficile à croire qu’un homme dangereux et dépourvu de sens comme Jean n’avait pas commis ce meurtre.

Voici l’histoire de Jean lors de son dernier passage à la prison.

Quatre mois après son arrestation il vue arrivé un nouveau détenu. Un homme avancé en âge, noir de peau et pur de l’âme.

C’était un prêtre de l’église Catholique. Accusé injustement par une famille qui tenait à tenter sa foi. L’homme de 68 ans se retrouva en prison, sans savoir que c’était pour une mission particulière.

- Je m'appelle Jean…
- *Je m'appelle François, fils !*
- Fils ?
- *Désolé, c'est plus fort que moi. Je suis prêtre et je porte chaque jeune dans mon cœur comme mes propres fils.*
- Prêtre ? Encore un pédophile !
- *Non ! encore un que Dieu envoie pour te sauver.*

C'est avec ces mots violents que Jean ouvrait les bras pour accueillir le prêtre.

Le prêtre François portait sur les épaules une lourde accusation d'harcèlement sexuel.

Injustement accusé par une famille d'athées, il savait que celui qui l'avait appelé au sacerdoce était au contrôle.

L'homme de 68 ans avait donné sa vie à Christ depuis ses douze ans. Juste et fidèle à son engagement, il servait Dieu avec obéissance.

La famille Andrade – *une famille reconnue par son influence dans le monde la politique*- n'était pas prêt à accepter la religion.

Le petit Philippe de 12 ans semblait aimer la messe plus que l'école. Dans une époque où le monde était confiné à cause d'une pandémie **Covid 19**, le prêtre François, *comme beaucoup d'autres* *prédicateurs de la parole,* utilisait les réseaux sociaux pour apporter la bonne nouvelle aux fidèles.

Le monde avait besoin d'une parole d'encouragement et réconfort.

Le prêtre conscient de sa responsabilité et de son appel, annonçant la parole aux saints.

Philippe était le disciple inconnu de François. Le petit de la famille Andrade passait son temps à écouter et réécouter les enseignements du prêtre.

Un dimanche matin après la messe, le petit décida d'écrire à son enseignant. Un court message qui allait changer la vie du prêtre.

Bonjour, c'est Philipe Andrade je veux être prêtre comme vous, que dois-je faire ?

Message envoyé avec succès. Deux semaines après le petit garçon recevaient sa réponse.

D'abord les études mon petit. L'appel de Dieu est une grande responsabilité. Commence par se montrer responsable aux études et honore tes parents. Je prierais pour toi et Dieu fera de toi un prêtre au temps convenable.

La réponse du prêtre dérangea encore plus la famille Andrade.

Le père de Philippe l'interdit de le lire la Bible et surtout de ne plus assisté aux messes en ligne. Ce qui n’a rien changé.

Le petit avait demandé à un ami de lui apporter une Bible et un chapelet pour ses prières.

Le prêtre établi un lien avec le petit de maître et disciple. Il voyait en lui son successeur.

Chaque samedi à 2h00 de l’après-midi, le prêtre prenait une heure pour enseigner la parole au petit passionné par Jésus.

Le père de Philippe se servit de quelques conversations entre le prêtre et son fils, pour l’accuser d’harcèlement sexuel. Avec l’aide d’un spécialiste en informatique, il réussit à modifier les messages, faisant du maître un criminel.

L'homme de 68 ans se retrouvait en prison. Et avec lui sa fidèle Bible et son chapelet.

En prison il vus en Jean-Marc un jeune perdu. Le prêtre disait que c'était pour le salut de Jean que Dieu l'avait envoyé en prison.

Le vieil homme s'est engagé à relever un nouveau défi, faire de Jean un disciple de Jésus.

Par son histoire il enseignait le pardon à Jean. L'expérience permettait au vieil homme de prêcher la parole de Dieu avec assurance.

Jésus nous a tous pardonné. Et aujourd'hui c'est à moi de pardonner ce monsieur qui m'accuse injustement.

Fils la vie est faites de tour. Hier j'avais besoin de recevoir le pardon de Dieu, aujourd'hui Dieu me demande de l'accorder à quelqu'un.

Pardonne et laisse Dieu te justifier.

Le temps passait et Jean se rendait de plus en plus aux enseignements de François.

Après deux mois de prison, François était le père que Jean avait demandé à Dieu.

L'homme sage été fier de ce qu'il avait accompli. Un jour alors qu'ils se préparaient à dormir, François dit à Jean.

- Mon temps de partir est venu. Je sortirais dans deux

semaines, car Dieu m'a justifié.

- *Monsieur, l'avocat vous a dit que votre cas est compliqué.*
- Fils, Jésus est le vrai avocat et il m'a dit que c'est bon.
- *Amen…*

L'homme de foi avait bien raison. Comme par un miracle il fit acquitté de toutes les accusations qui pesaient contre lui.

Avant de partir une dernière phrase du vieil homme à Jean.

- Maintenant c'est le tour du diable. Tiens bon fils.

Une déclaration difficile à comprendre pour Jean.

Il n'a fallu que 24 heures au jeune homme pour qu'il comprenne la phrase de son père spirituel.

Ben, un homme violent et sans pudeur faisait son apparition à la prison.

Je vous laisse deviner dans quelle cellule il a été placé.

Bonne réponse !

Ben partagé la même cellule que Jean. Le jeune homme vus une opportunité de mettre en pratique tout ce qu'il avait appris avec le prêtre.

Le démon semblait résister aux propos de Jean.

Les années de crime avaient donné à Ben une capacité qu'il était prêt à utiliser pour changer la situation.

Le manipulateur entrait en jeu.

Le prédateur est devenu la proie et celui qui se faisait chasser est devenu le chasseur.

Jean était à nouveau dans une formation, cette fois-ci le maître n'était pas un ange mais plutôt un démon.

Dans la prison les détenus parlaient de la victoire du démon.

Jean avait complétement changé. Le démon enseignait et manipulait efficacement son disciple.

Contrairement au premier maître, le deuxième n'allait pas revoir le soleil ci-tôt.

Condamné à 60 ans de prison, Ben savait qu'il finirait ses jours en prison.

Jean à son tour était enfin libre et prêt à profiter de sa liberté.

Avant le départ un dernier conseil du maître.

- Tu m’as dit qu’un prêtre étais ici avec toi, les détenus disent que je suis un démon. Alors sache que tu as un ange et un démon en toi. Soit un ange et au moment opportun libère le démon et fais-toi plaisir.

Personne n’a en lui un ange et un démon. Dieu ne partage pas le siens.

J’ai tué Devis

Une fois arrêté Jean avoua son crime.

J’ai tué Devis.

Il raconta aux inspecteurs avec détails comment il avait commis le meurtre.

Une heure après leur arrivé à l’hôtel, Ana descendu pour récupérer quelque chose dans la voiture.

Jean savait que c’était son opportunité d’avoir une tête à tête avec Devis.

Il entra dans la chambre avec le double de clés. Un revolver à la main, il raconta à Devis son histoire avec Ana.

La voix du démon semblait dire à Jean « tu as été un ange parfait, maintenant libère le démon… »

L'homme avait complètement perdu la tête.

- J'étais possédait par un démon.

Disait Jean aux inspecteurs.

Les caméras ont par la suite confirmé les dire de Jean. Il était bien dans la chambre après la sortie d'Ana.

Dix minutes, voici le temps que Jean passa dans la chambre avec Devis.

Après cela il regagna sa place de réceptionniste de l'hôtel.

Jean précisait qu'Ana ne l'avait pas vu ce soir-là.

Les inspecteurs avaient le meurtrier de Devis, cependant, ils n'avaient aucune explication logique pour la suite de la soirée.

Et Ana, qui l'avait tué ?

Devis était mort lorsque Ana perdu la vie. Cela est une bonne nouvelle pour les deux familles. Ils savent à présent que Devis n'a pas tué Ana et de même la jeune mère n'a pas tué son mari.

Jean n'avait pas fini de raconter sa version de faits.

Après avoir tué Devis il se servit de sa force et d'une drogue somnifère pour déplacer Ana jusqu'à la chambre.

Soigneusement il place l'arme du crime dans sa main droite.

- *Je voulais qu'elle souffre. Elle passerait le reste de ses jours en train de se demander si elle avait réellement tué son mari.*

La leçon du pardon qu'il avait reçu du prêtre n'avait pas sorti d'effets.

Voici comment Jean avait décidé de punir Ana pour ce qu'il disait être son plus grand péché.

Il disait vrai, mais les inspecteurs savaient que le travail était loin d'avoi terminé.

L'inspectrice Be motivé ses collègues disant « nous sommes presque là les gars. »

Be avait développé un sentiment sincère envers la mère de Devis.

Elle tenait à informer personnellement la pauvre dame. Alors qu'elles discutaient, Be s'engagé continuellement à solutionner le cas.

Inspectrice était chaque samedi matin au cimetière pour passer du temps avec ses parents. Après le rendez-vous familial elle allait chez Pauline.

C'était comme une thérapie pour Pauline. Elle avait le temps de parler de son fils et de vider son âme de cette grande tristesse.

Dans une conversation elle parlait de folies de Devis. La mère blessée parla alors de Jessica.

- Elle était prête à tuer mon fils après leur séparation. Devis avait peur et c'était drôle.

L'inspectrice Be saisi ses paroles et décida de suivre Jessica.

Ses collègues disaient :

- Elle n'est pas coupable. Tu ne peux pas accuser quelqu'un d'un meurtre à cause d'une phrase qui date de plus de dix ans.

Be avait des origines angolaises et congolaises. La française de 38 ans avait deux qualités que certains appelés défauts, la persévérance et l'obstination.

Les inspecteurs commençaient à croire à une autre possibilité.

Selon certains la mort de Devis avait eu un grand impact émotionnel sur Ana, et sur le choque la jeune femme ôta sa propre vie à l'aide d'un couteau.

D'autres disaient que Jean était de retour au lieu du crime et par manque de maitrise de soi il tua Ana.

Le deuxième meurtrier

Deux semaines après son arrestation, Jean passa un appel téléphonique qui laissa les policiers intrigués.

On entendait l'homme dire :

- J'ai besoin d'aide. Au cas contraire je dirais tout à la police.

Le numéro était introuvable, car il n'était pas enregistré chez un opérateur mobile.

Certaines personnes disaient qu'Henrique pourrais être le complice de Jean.

L'inspectrice Be se lança dans une chasse au trésor.

Be et Grace travaillaient sur la piste de Jessica. Une autre partie des inspecteurs travaillaient sur la piste du suicide.

Les deux inspectrices réussirent à avoir une autorisation juridique pour inspecteur la maison de Jessica.

La jeune femme était d'accord à collaborer avec la police.

Les inspectrices ne trouvèrent rien de suspect chez Jessica.

Cependant, Grace trouva de chaussure Nike de taille 43. Elles n'étaient sûrement pas à Jessica.

Ces baskets d'homme était-il un élément important ou un simple oubli d'une soirée forte en émotion.

Jessica avoua qu'elle avait l'habitude de recevoir des hommes célibataires chez elle. Une adepte des sites de rencontres sans engagement.

Les inspectrices se préparaient à partir lorsque Grace décida de prendre en photo les baskets.

Trente minutes après elles étaient dans un magasin Nike et achetèrent deux paires de la même chaussure.

Une paire fit envoyer à Henrique et l'autre à Jean.

A l'intérieur il y avait un message.

“ Je te revois bientôt”

Henrique ne commis pas la même erreur deux fois. Il allait voir les inspecteurs avec la paire de chaussure et expliqua comment ils étaient apparus chez lui.

C'était clair qu'Henrique était innocent.

Le même jour Jean reçu les chaussures et sa réaction permis aux inspecteurs de déduire qu'il connaissait l'expéditeur du colis.

L'homme essaya de garder son calme et de rien dire ou faire. Cependant, son visage parlait pour lui.

On ne peut pas retenir une forte émotion. Car elle parle d'elle-même.

Une demi-heure après les inspecteurs étaient de retour chez Jessica. Il était temps de s'expliquer.

Les inspecteurs savaient à présent que Jessica et Jean avait un lien amoureux, restez à savoir si ce lien donna naissance à un couple de meurtriers.

La jeune femme fit amenée au bureau de l'inspecteur général. Elle avoue avoir eu une relation avec Jean.

Cependant, elle disait que Jean l'avait trouvé sur une application de rencontre pour célibataire.

Après une nuit riche en plaisir les deux célibataires ont décidé de se revoir une deuxième fois.

Un mois après les rencontres ne faisaient que se multiplier.

Jessica avoua sa peur de raconter ce détail aux inspecteurs.

‘‘*Je suis innocente, je n’ai rien fais…*’’

Disait Jessica sans arrêt.

Aucune preuve inculpé Jessica. La jeune femme été tombé sur la mauvaise personne.

Be et Grace étaient loin de croire à l’innocence de Jessica.

De ex-compagnons du couple assassiné, c’était tout ce qu’il fallait savoir pour les deux inspectrices.

Jessica fit libérer après une heure d'entretien avec les inspecteurs. Interdit de quitter la ville, la jeune femme était loin d'être totalement acquitté.

Le mystère de la mort de Devis et Ana semblait aller à la fin.

La femme de ménage qui avait signalé à Jean-Marc que quelque chose de bizarre se passait dans la chambre de Devis et Ana témoigna contre Jessica.

Elle affirmait avec fermeté :

- *Cette femme était à l'hôtel le jour du meurtre.*

Les inspecteurs découvrent par la suite, que Jessica avait reçu un appel de l'hôtel le soir du meurtre.

C'était étrange. La jeune femme n'avait pas appelé l'hôtel, ce qui pourrait paraître normal. L'hôtel appela la jeune femme.

Be et Grace étaient sûres que Jean avait appelé Jessica pour ensemble commettre le meurtre.

Tout semblait mener à la même conclusion.

De retour à l'hôtel, l'inspectrice Be va faire une grande découverte.

Les femmes de ménage on raconter à l'inspectrice qu'un soutien-gorge noire avait été trouvé dans la chambre.

Elles affirmaient que c'est n'était pas le soutien d'Ana.

Le soutien retrouvait fu remu à l'inspectrice.

- Allô Grace ! c'est Be, retrouve-moi au centre commercial dans une demi-heure.
- *Tu as de nouveau ?*
- Centre commercial dans une demi-heure.
- *D'accord, j'arrive.*

Les inspectrices s'apprêtés à faire le même coup, cette fois-ci avec Jessica.

Elles achetèrent un soutien à la même taille et même couleur.

Jessica reçu une obligation de se présenter au bureau de l'inspecteur général.

Une fois arrivé elle trouva Be et Grace avec un soutien à la main.

- *Mademoiselle veuillez essayer ce soutien.*

Disait Be.

Sans aucune résistance elle essaye le soutien qui parfaitement mettaient ses seins en valeur.

- Vous êtes en état d'arrestation pour le meurtre de Devis et Ana.

Cette fois-ci c'était à l'inspectrice Grace de se prononcer.

Le soutien de Jessica confirmé sa présence dans le lieu du crime.

Un soutien est-il une arme létale ?

Pour le plaisir sexuel oui, cependant, pour la mort d'Ana le soutien confirmé la présence de Jessica dans la chambre du crime. Mais a-t-elle tué Ana ?

La nuit de la mort

Une fois arrêté, Jessica fut conduite dans une cellule où elle passa la nuit.

Le lendemain, elle fut interrogée par les inspecteurs.

Voici ce qui est arrivé la nuit du crime.

Jessica avait un rendez-vous avec Jean-Marc. Alors qu'elle était en chemin, de retour à la maison, pour se préparer à ressortir trois heures plus tard.

Elle vu Devis devant la porte d'un restaurant. Après l'avoir parlé, elle comprit que l'homme marié voulait se débarrasser d'elle pour éviter de problèmes, c'est alors qu'elle lui fut un bisou avant de s'en aller.

Une fois arrivé chez elle, la fatigue l'avait saisi. Elle prit sa douche et mangea sa salade de pâtes.

Deux heures après son arrivé à la maison son téléphone sonna.

- Allô ! c'est Jean-Marc.
- *Allô bébé ! pourquoi m'appelles-tu avec un autre numéro ?*
- C'est le numéro de l'hôtel, devine qui est là !
- *Qui ?*
- Ton ex-fiancé Devis avec Ana. C'est mon opportunité de me venger. Tu veux venir participer à la fête ?
- *Ne fait pas de bêtises, j'arrive...*

C’est ainsi que Jessica se rendu à l’hôtel le jour du meurtre.

Une fois arrivé à l’hôtel elle prit l’ascenseur et se dirigea vers la chambre de Devis.

Jean-Marc l’avait envoyé le numéro de la chambre par *texto* une demi-heure avant.

La porte était semi-ouverte et la lumière était allumé.

Silence, silence, un énorme silence qui criait mort, mort, mort.

Jessica trouva Devis mort et Ana à moitié éveillée sur le lit.

- *Mon Dieu ! qu’est-ce que tu as fait ? Il est mort. Tu l’as tué.*

C’était Jessica avec un accent rageux.

Ana n'avait pas encore récupéré ses sens lorsque Jean-Marc entra et avoua à Jessica qu'il avait tué Devis.

- J'ai tué ton ex-fiancé à toi de tuer mon ex-fiancée.

C'est ainsi que Jean motiva Jessica à tuer Ana.

La jeune femme raconta aux inspecteurs qu'avant de mettre fin à la vie d'Anna, elle lui proportionna un spectacle.

Elle eut de relations sexuelles *avec Jean* devant la jeune veuve Ana.

Après l'acte, Jessica finit par tuer Ana avec un couteau.

Les deux meurtriers se précipitèrent d'effacer chaque

trace de leur présence dans la chambre.

Certains disait que c'était le karma, d'autre l'inexpérience de Jessica, la jeune femme oublia son soutien-gorge dans le lieu du crime.

Le lendemain, elle proposa à jean d'envoyer les alliances du couple assassiné à Henrique et le reste de l'histoire est écrit dans les passages antérieurs, et vous l'avez lu.

Si j'avais un ex

- Allô mon amour, veux-tu dîner dehors ?

C'était Devis : entrepreneur de succès, charismatique et surtout un fidèle chrétien.

De l'autre bout de la ligne se trouvait Ana *épouse et mère de des enfants de Devis.*

- *Oui mon cœur, il me faut juste 2 heures.*
- 2 heures ?!
- *Oui ! 2 heures, je dois me préparer et ensuite je dépose les enfants chez tes parents.*
- D'accord, je serais devant le restaurant...

Un silence s'installe

- Allô ! allô ! mon amour il y a-t-il un problème ?...

Un long silence, une grande inquiétude du côté de Devis.

Ana de l'autre côté de la ligne, tenait fermement le téléphone portable, son esprit cependant était dans un voyage profond.

Un mois et demi avant cet appel, la meilleure amie d'Ana rompait avec son mari à cause d'un ex-fiancé.

Perdue dans le désespoir, la jeune femme finie par se suicider, une semaine après.

Devis faisait tout pour remonter le moral de sa femme. Un petit restaurant et une nuit romantique sans les enfants était une super idée.

Les réservations étaient faites et tout était prêt pour une soirée unique et magique.

Permettez-moi de vous parler de Brigitte, la meilleure amie d'Ana.

Elle était mariée à Paul, un homme de bien, qui faisait tout pour rendre sa vie paradisiaque.

Brigitte et Paul n'avaient pas d'enfants. Le couple essaya par tous les moyens possibles mais sans aucun succès.

Ils décidèrent alors d'adopter un enfant.

Une idée qui était très mal vue par la mère de Paul. La belle-mère de Brigitte, une femme de la vielle garde, tenait à avoir un petit fils biologique.

Deux mois avant l'adoption de l'enfant, elle vint chez Brigitte et Paul pour leur rappeler combien elle était ahurie d'apprendre la nouvelle d'adoption.

Son passage ouvra une grande porte à la dispute entre le couple.

Brigitte n'en pouvait plus de sa belle-mère et ses insultes.

La jeune femme alla se coucher avec le cœur brisé.

Le lendemain, alors qu'elle rentrait du travail, Brigitte rencontra son ex-fiancé.

Elle décida de lui parler de sa triste réalité. Ils prirent un verre et passèrent un bon moment ensemble.

La discussion semblait rappeler à Brigitte combien elle était heureuse avec son ex-fiancé.

Après ce jour les rendez-vous se multipliés à la vitesse de la lumière.

Brigitte voyait dans son ex-fiancé un ami sur qui elle pouvait compter.

Trois semaines avant l'adoption de leur enfant, Paul voyageait pour rendre visite à sa mère.

Brigitte décida d'appeler son ex-fiancé pour parler à la maison.

Ils passèrent un bon moment. Partageant un verre de vin, les deux étaient loin d'imaginer que la nuit leur avait réservée un final triste.

La jeune femme ignorait que son époux avait installer des caméras de sécurité dans la maison.

Paul tenait à la sécurité de sa femme, et avec l’arrivée d’un enfant il tenait à ce que toute chose concourt au bien de sa famille.

Brigitte état fidèle à son mari. Cependant, la jeune femme était loin d’imaginer que son acte innocent allait engendrer une catastrophe.

Trois jours après son départ Paul était de retour à la maison, il lui a fallu deux jours avant qu’il tombe sur les images de sa femme en train de boire du vin avec un homme dans sa cuisine.

Par moment on pouvait voir Brigitte danser avec son ex-fiancé.

Les images semblaient parler plus fort que les explications de Brigitte.

Paul quitta la maison et n'y retourna plus.

Deux jours après il engagea un avocat qui commença un processus de divorce.

Brigitte ne pouvait pas croire à cet enfer.

Quelque temps après cette rupture difficile, la jeune femme mit fin à sa propre vie.

Cela faisait un mois depuis la tragédie et Ana n'avait toujours pas accepter la perte de sa meilleure amie.

D’un côté de la ligne téléphonique un homme qui fait de tout pour redonner la joie à sa femme, de l’autre une femme en silence qui voyage dans ses imaginations.

- Allô ! Ana ! mon amour ça va ?
- *Oui ça va.*
- Pourquoi ce long silence ?
- *Je pense à ce qui pouvait nous arriver si j’avais un ex-fiancé.*
- Oublie ça mon amour, tout va bien.
- J’ai une petite surprise.
- *Humm ! j’aime bien.*
- Allez, je t’attends mon amour, bisous je t’aime…
- *Je t’aime…*

Après cette conversation Ana décida d'écrire la vision qu'elle eut au téléphone.

Son temps de silence donna naissance à un livre qu'elle appela Qui a tué qui ?

Un roman inspiré de la tragédie qui mit fin à une relation d'amitié de plus de dix ans.

Elle décida de pas publier le livre, mais aujourd'hui, cinq ans après avoir écrit ce roman douloureux, Ana partage son inspiration avec le monde.

Félicitations, vous êtes parmi les premiers à avoir lu ce livre.

Révélation

Qui a tué qui ?

Ana et Devis eurent leur soirée romantique et la jeune maman surmonta la perte de son amie grâce *à sa famille, son mari et surtout sa relation personnelle avec Dieu.*

Tout n'était qu'une vision.

Ana et Devis vivent.

Parlons un peu

Le monde ne s'arrête pas après une rupture.

Peu importe la place que cette personne occupait dans votre vie, si elle part, comprenez qu'elle a fini sa mission auprès de vous.

Les déceptions on en aura sûrement, des ex-fiancés, amis ou petite-ami on en aura plein -pour certains- pourquoi gâcher sa vie pour quelqu'un qui semble vivre bien sans vous ?

Je m'appelle Davi Crispin Jr. Ce fut un plaisir pour moi de vous raconter cette histoire.

Table des matières

La nuit et la mort 6

Les théories. 21

Un nouveau suspect 32

Deux nouvelles pistes 40

Ami et frère 48

Le premier meurtrier 60

L'ange et le démon 64

J'ai tué Devis 77

Le deuxième meurtrier 84

La nuit de la mort 94

Si j'avais un ex 99

Parlons un peu 109

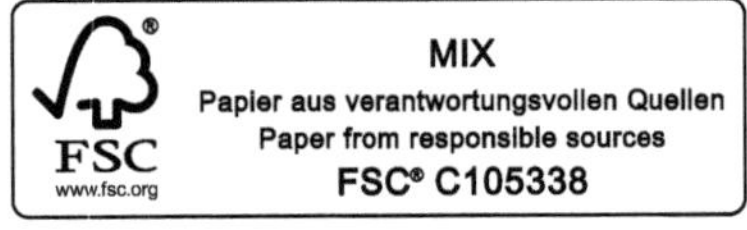

Printed by Books on Demand GmbH, Norderstedt / Germany